TOXICOLOGIA OCULAR

TOXICOLOGIA OCULAR

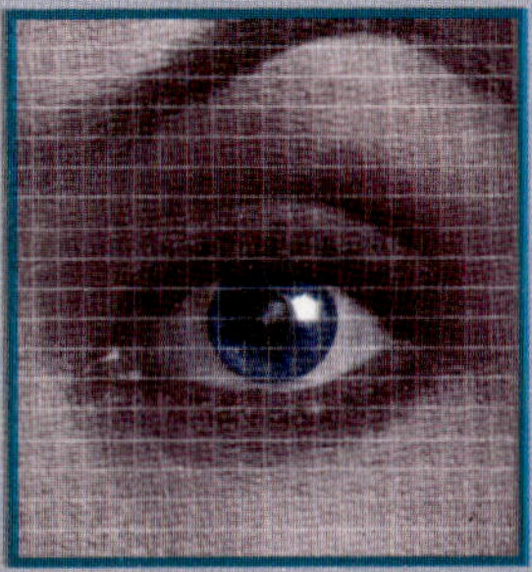

Luis E. Abad

Director do Centro de Retina do
Vitreoretinal Study Group, Lisboa, Portugal

REVINTER

Toxicologia Ocular

ISBN 85-7309-986-0

Contato com o autor:
abadretina@hotmail.com

Livraria e Editora REVINTER Ltda.
Rua do Matoso, 170 – Tijuca
20270-131 – Rio de Janeiro – RJ
Tel.: (21) 2563-9700 – Fax: (21) 2563-9701
livraria@revinter.com.br – www.revinter.com.br

AGRADECIMENTOS

À Minha Família:
Silvana, por acompanhar-me em todas as minhas viagens de especialização e brindar-me com ajuda incondicional; e meus filhos, Melanie, Danilo e Marcos, que me enchem de amor e entusiasmo.

Ao Exmo. Professor Dr. Álvaro A. Teixeira Lopes, Professor Auxiliar de Toxicologia da Faculdade de Farmácia de Lisboa. Agradeço a sua colaboração na avaliação e correção desta obra. Muito obrigado.

Prefácio

Pretende-se, com esta obra, esclarecer as dúvidas mais freqüentes, tendo em conta que toda droga tem um efeito adverso em nosso organismo. Conhecê-la, portanto, é de suma importância.

Cuidar da Visão é iluminar a Vida.

Sumário

TOXICOLOGIA OCULAR

Reações Farmacológicas Adversas e Alterações Oculares

Droga	*Classificação Farmacoterapêutica*	*Reação Ocular Adversa*
Acetaminofeno (Paracetamol) Acetanilida Fenacetina	*Analgésico*	Conjuntivite Diminuição da acuidade visual Discromatopsia (Fenacetina) Síndrome de Stevens-Johnson
Acetoexamida Clorpropamida Tolazamida Tolbutamida	*Hipoglicemiante*	Opacidade da córnea Diminuição visual Diplopia Paralisia dos músc. extra-oculares Síndrome de Stevens-Johnson

Droga	Classificação Farmacoterapêutica	Reação Ocular Adversa
Álcool Etanol	*Sedativo e hipnótico*	Diminuição visual Diplopia Síndrome fetal de alcoolcrônico Epífora crônica Miose crônica Midríase aguda Cegueira noturna Nistagmo Paresia, paral da acomodação ou dos músc. extra-oculares Ambliopia tóxica Alterações no campo visual
Alopurinol	*Antigotoso*	Catarata Diminuição visual Alterações maculares
Alumínio Niacina Niacinamida Nicotinílico, Álcool	*Vasodilatadores periféricos*	Edema macular cístico Diminuição visual
Amilo, Nitrito	*Trat. do angor pectoris*	Diminuição visual Discromatopsia Midríase Glaucoma de ângulo estreito Alucinações visuais

Droga	*Classificação Farmacoterapêutica*	*Reação Ocular Adversa*
Amiodarona	*Antiarrítmico*	Alterações visuais Opacidade da córnea Úlcera da córnea Diminuição visual Fotossensibilidade
Amitriptilina Imipramina Nortriptilina Protriptilina	*Antidepressivos*	Diminuição da lágrima Diminuição visual Diplopia Midríase Glaucoma de ângulo estreito Nistagmo tóxico Paralisia da acomodação
Amobarbital Barbital Pentobarbital Fenobarbital Talbutal Tiopental	*Sedativos e hipnóticos*	Conjuntivite Nistagmo Paralisia dos músc. extra-oculares Fotossensibilidade Ptose Síndrome de Stevens-Johnson
Amodiaquina Cloroquina Hidroxicloroquina	*Antimaláricos*	Opacidade da córnea Diminuição visual Degenerescência macular ou pigmentar da retina Alterações no campo visual

Droga	*Classificação Farmacoterapêutica*	*Reação Ocular Adversa*
Anfetamina Dextroanfetamina Metanfetamina Fenmetrazina	*Anoréxicos*	Acomodação diminuída Diminuição visual Midríase Glaucoma de ângulo estreito Alucinações visuais
Antipirina	*Analgésico*	Diminuição visual Queratite Atrofia óptica Ambliopia tóxica
Aspirina Salicilato Sódico	*Analgésico*	Conjuntivite Diminuição visual Diplopia Discromatopsia Miopia Nistagmo Paralisia dos músc. extra-oculares
Atropina Beladona Homatropina	*Antiespasmódico sistêmico midriático (tópico oftálmico)*	Diminuição visual Midríase Glaucoma de ângulo estreito Paresia ou paralisia da acomodação Alucinações visuais Conjuntivite Diminuição visual

Droga	*Classificação Farmacoterapêutica*	*Reação Ocular Adversa*
Aurotioglicose Aurotiolicanido Ouro Au 198 Ouro, Tiomalato Sódico	*Anti-reumáticos*	Blefaroconjuntivite Opacidade da córnea Depósitos cristalinianos Síndrome de Stevens-Johnson
Benoxinato Butacaína Cocaína Dibucaína Diclonina Fenacaína Piperocaína Proparacaína Tetracaína	*Anestésicos tópicos locais*	Conjuntivite Edema da córnea Ulceração da córnea Alt. na cicatrização da córnea Queratite punctata Uveíte crônica
Benzalcônio	*Preservação oftálmica*	Conjuntivite Queratite punctata
Betametasona Cortisona	*Corticóide (sistêmico e tópico oftálmico)*	Resistência diminuída a infecções Diminuição visual
Brometos	*Sedativo e hipnótico*	Diminuição da acomodação Diminuição visual Discromatopsia Midríase Nistagmo Síndrome de Stevens-Johnson Alucinações visuais

Droga	*Classificação Farmacoterapêutica*	*Reação Ocular Adversa*
Broxiquinolina Iodocloroidroxiquina Iodoquinol	*Amebicida*	Degenerescência macular Edema macular Atrofia óptica Neurite óptica
Bupivacaína Cloroprocaína Lidocaína Mepivacaína Prolocaína Procaína Propoxicaína	*Anestésicos locais*	Blefaroclônus Diminuição visual Diplopia Miose Paralisia dos músc. extra-oculares
Bussulfano	*Antineoplásico*	Cataratas Diminuição visual Hiperpigmentação Queratoconjuntivite sicca
Butacaína	*Anestésico tópico local*	Conjuntivite Edema da córnea Ulceração da córnea Atraso na cicatrização da córnea Queratite punctata Uveíte crônica
Canabis Haxixe Marijuana – Liamba Tetraidrocanabinol	*Psicodisléptico*	Conjuntivite Midríase Alucinações visuais

Droga	*Classificação Farmacoterapêutica*	*Reação Ocular Adversa*
Carbamazepina	*Antiepilético*	Diminuição visual Diplopia Midríase tóxica Nistagmo Paralisia dos músc. extra-oculares Síndrome de Stevens-Johnson Alucinações visuais
Carbono, Dióxido	*Gás terapêutico*	Diminuição visual Paresia ou paralisia da acomodação Alt. vascular da retina
Ciclopentolato Tropicamida	*Cicloplégico e midriático*	Conjuntivite Diminuição visual Glaucoma de ângulo estreito
Cicloserina	*Antituberculoso*	Diminuição visual Neurite óptica Fotossensibilidade
Clomifeno	*Ovulatório*	Sensações visuais anormais Diminuição visual Midríase
Cloral, Hidrato de	*Sedativo e hipnótico*	Diminuição da acomodação Miose Ptose Alucinações visuais

Droga	*Classificação Farmacoterapêutica*	*Reação Ocular Adversa*
Cloranfenicol	*Antibiótico*	Diminuição visual Atrofia óptica Neurite óptica ou retrobulbar Ambliopia tóxica Alterações no campo Visual
Clordiazepóxido Diazepam Flurazepam	*Ansiolítico*	Diminuição do reflexo da córnea Diminuição visual Diplopia Nistagmo Crises oculogíricas
Clorfentermina Dietilpropiona Fentermina	*Anoréxicos*	Diminuição da acomodação Diminuição visual Midríase Glaucoma de ângulo estreito
Clorisondamina Mecamilamina Prentolinum Tetraetilamônio Trimetapan Trimetidínio	*Anti-hipertensivo*	Edema conjuntival Midríase Diminuição visual Paralisia da acomodação
Clorofórmio	*Anestésico geral*	Diminuição visual Nistagmo Estrabismo

Droga	*Classificação Farmacoterapêutica*	*Reação Ocular Adversa*
Cloroprocaína	*Anestésico local*	Blefaroclônus Diminuição visual Diplopia Miose Paralisia dos músc. extra-oculares
Cloroquina	*Antimalárico*	Opacidade da córnea Diminuição visual Degenerescência macular ou pigmentar da retina Alterações no campo visual
Clorpromazina Mesoridazina Perfenazina Proclorperazina Prometazina Tioridazina Trifluoperazina	*Antipsicóticos*	Opacidade da córnea Diminuição visual Discromatopsia Lacrimejamento Depósitos de pigmento no cristalino Miopia Crises oculogíricas Paralisia da acomodação Fotossensibilidade Retinopatia pigmentar Queratite punctata

Droga	*Classificação Farmacoterapêutica*	*Reação Ocular Adversa*
Clorpropamida	*Hipoglicemiante*	Opacidade da córnea Diminuição visual Diplopia Paralisia dos músc. extra-oculares Síndrome de Stevens-Johnson
Clorprotixeno Tiotixeno	*Antipsicótico*	Opacidade da córnea Diminuição visual Depósitos de pigmento no cristalino Midríase Fotossensibilidade
Clortetraciclina Demeclociclina Doxiciclina Metaciclina Oxitetraciclina Tetraciclina	*Antibióticos*	Diminuição visual Miopia Papiledema Fotofobia Fotossensibilidade Pseudotumor cerebral
Cobalto	*Trat. das anemias por deficiência*	Cataratas Diminuição visual
Cocaína	*Anestésico tópico local*	Conjuntivite Edema da córnea Ulceração da córnea Alt. na cicatrização da córnea Queratite punctata Uveíte crônica

Droga	*Classificação Farmacoterapêutica*	*Reação Ocular Adversa*
Coloidal, Prata Prata, Nitrato Prata, Proteína	*Antibacteriano oftálmico*	Depósitos conjuntivais Conjuntivite Depósitos na córnea Depósitos no saco lacrimal Depósitos no cristalino Estreitamento ou oclusão do ponto lacrimal
Complexo Ferro-Polissacarídeo	*Agente usado no tratamento das anemias por deficiência*	Opacidade da córnea Diminuição visual Degenerescência da retina
Cortisona	*Corticóide*	Resistência diminuída a infecções Diminuição visual
Crisarobina	*Antagonista de metais pesados*	Conjuntivite Queratoconjuntivite
Demecarium Ecotiofato Isoflurofato	*Mióticos*	Catarata Conjuntivite Diminuição da acomodação Diminuição visual Miose Descolamento de retina

Droga	*Classificação Farmacoterapêutica*	*Reação Ocular Adversa*
Demeclociclina	*Antibiótico*	Diminuição visual Miopia Papiledema Fotofobia Fotossensibilidade Pseudotumor cerebral
Dexametasona Fluorocortisona Fluorometolona (tópico oftálmico) Hidrocortisona Metilprednisolona Parametasona Prednisolona Prednisona Triancinolona	*Corticóide (sistêmico e tópico oftálmico)*	Atraso na cicatrização da córnea Diplopia Exoftalmia Glaucoma Catarata subcapsular posterior Alterações no campo visual
Dextroanfetamina	*Anoréxico*	Acomodação diminuída Diminuição visual Midríase Glaucoma de ângulo estreito Alucinações visuais
Diazepam	*Ansiolítico*	Diminuição do reflexo da córnea Diminuição visual Diplopia Nistagmo Crises oculogíricas

Droga	*Classificação Farmacoterapêutica*	*Reação Ocular Adversa*
Diazóxido	*Anti-hipertensivo*	Catarata Diminuição visual Diplopia Lacrimejamento Hemorragia subconjuntival Alterações no campo visual
Dibucaína	*Anestésico tópico local*	Conjuntivite Edema da córnea Ulceração da córnea Alt. na cicatrização da córnea Queratite punctata Uveíte crônica
Diclonina **Ecotiofato**	*Anestésico tópico local* *Miótico*	Conjuntivite Edema da córnea Ulceração da córnea Alt. na cicatrização da córnea Queratite punctata Uveíte crônica Catarata Conjuntivite Diminuição da acomodação Diminuição visual Miose Descolamento de retina

Droga	*Classificação Farmacoterapêutica*	*Reação Ocular Adversa*
Dietilpropiona	*Anoréxico*	Diminuição da acomodação Diminuição visual Midríase Glaucoma de ângulo estreito
Digitálicos Digitoxina Digoxina Ouabaína	*Glucosídeos digitálicos*	Miodesopsias Sensações visuais anormais Discromatopsia Alucinações visuais Depósitos na córnea
Doxiciclina	*Antibiótico*	Diminuição visual Miopia Papiledema Fotofobia Fotossensibilidade Pseudotumor cerebral
Droperidol Haloperidol Trifuperidol	*Antipsicótico*	Diminuição da acomodação Diminuição visual Midríase Crises oculogíricas
Efedrina	*Vasoconstritor*	Midríase Glaucoma de ângulo estrito Alucinações visuais

Droga	*Classificação Farmacoterapêutica*	*Reação Ocular Adversa*
Epinefrina	*Vasoconstritor (sistêmico)* *Adrenérgico (tópico oftálmico)*	Discromatopsia Lacrimejamento Midríase Glaucoma de ângulo estreito Alterações no campo visual Edema macular cistóideo Diminuição visual Midríase Glaucoma de ângulo estreito Dor ocular Conjuntivite
Ergonovina Ergotamina Metilergonovina Metisergida	*Agentes usados para tratar enxaqueca*	Sensações visuais anormais Opacidade da córnea Úlcera da córnea Diminuição visual Miose Fotossensibilidade Alterações vasculares de retina

Droga	*Classificação Farmacoterapêutica*	*Reação Ocular Adversa*
Escopolamina	*Associado a anestesia* *Midriático*	Diminuição do lacrimejamento Diminuição ou paralisia da acomodação Diplopia Midríase Glaucoma de ângulo estreito Diminuição visual Diminuição ou paralisia da acomodação Midríase
Estreptomicina	*Antibiótico*	Nistagmo Neurite óptica Ptose Ambliopia tóxica Alterações no campo visual
Etambutol	*Antituberculoso*	Diminuição visual Discromatopsia Atrofia óptica Neurite óptica Alterações no campo visual
Etoclorvinol	*Sedativo e hipnótico*	Diminuição visual Diplopia Nistagmo Alucinações visuais

Droga	*Classificação Farmacoterapêutica*	*Reação Ocular Adversa*
Fenacaína	*Anestésico tópico local*	Conjuntivite Edema da córnea Ulceração da córnea Alt. na cicatrização da córnea Queratite punctata Uveíte crônica
Fenacetina	*Analgésico*	Conjuntivite Diminuição visual Discromatopsia Síndrome de Stevens-Johnson
Fenciclidina	*Psicodisléptico*	Nistagmo Alucinações visuais
Fenelzina	*Antidepressivo*	Diminuição visual Discromatopsia Midríase tóxica Ptose
Fenilbutazona	*Anti-reumático*	Diminuição visual Diplopia Atrofia óptica Neurite óptica Paralisia dos músc. extra-oculares Hemorragias retinianas Síndrome de Stevens-Johnson Ambliopia tóxica Alterações no campo visual

Droga	Classificação Farmacoterapêutica	Reação Ocular Adversa
Fenilefrina	*Vasoconstritor sistêmico* *Agonista adrenérgico (tópico oftálmico)*	Vasoconstrição conjuntival Conjuntivite Diminuição visual Midríase Glaucoma de ângulo estreito Miose Vasoconstrição conjuntival Conjuntivite Diminuição visual Midríase Glaucoma de ângulo estreito Queratite punctata Miose de rebote (rebund?)
Fenitoína	*Anticonvulsivante*	Diminuição visual Diplopia Síndrome fetal fenitoínica Midríase Nistagmo Dor ocular Paralisia dos músc. extra-oculares Ptose

Droga	*Classificação Farmacoterapêutica*	*Reação Ocular Adversa*
Fenmatrazina	*Anoréxico*	Acomodação diminuída Diminuição visual Midríase Glaucoma de ângulo estreito Alucinações visuais
Fenobarbital	*Sedativo e hipnótico*	Conjuntivite Nistagmo Paralisia dos músc. extra-oculares Fotossensibilidade Ptose Síndrome de Stevens-Johnson
Fenoxibenzamina	*Vasodilatador periférico*	Conjuntivite Miose Ptose
Fentermina	*Anoréxico*	Diminuição da acomodação Diminuição visual Midríase Glaucoma de ângulo estreito
Ferro Dextran	*Agente usado para tratar anemias por deficiência*	Opacidade da córnea Diminuição visual Degenerescência da retina
Ferro Sorbitex	*Agente usado para tratar anemias por deficiência*	Opacidade da córnea Diminuição visual Degenerescência da retina

Droga	*Classificação Farmacoterapêutica*	*Reação Ocular Adversa*
Ferrocolinato Ferro Dextran Ferro Sorbitex Fumarato Ferroso Gluconato Ferroso Succinato Ferroso Complexo de Ferro Polissacarídeo	*Agentes usados para tratar anemias por deficiência*	Opacidade da córnea Diminuição visual Degenerescência da retina
Fisostigmina	*Miótico*	Conjuntivite Diminuição da acomodação Diminuição visual Miose Descolamento de retina
Floxuridina Fluorouracil	*Antineoplásicos*	Blefarite Quemose Conjuntivite Lacrimejamento Hiperpigmentação Estreitamento ou oclusão do ponto lacrimal Nistagmo Dor ocular Fotofobia
Fluorocortisona	*Corticosteróide*	Resistência diminuída a infecções Diminuição visual

Droga	*Classificação Farmacoterapêutica*	*Reação Ocular Adversa*
Fluorouracil	*Antineoplásico*	Blefarite, quemose Conjuntivite, lacrimejamento Hiperpigmentação Estreitamento ou oclusão do ponto lacrimal Nistagmo Dor ocular Fotofobia
Fluprednisolona	*Corticosteróide*	Resistência diminuída a infecções Diminuição visual
Flurazepam	*Ansiolítico*	Diminuição do reflexo da córnea Diminuição visual Diplopia Nistagmo Crises oculogíricas
Flurometolona	*Corticosteróide*	Resistência diminuída a infecções Diminuição visual
Gentamicina	*Antibiótico*	Diminuição visual Papiledema Pseudotumor cerebral
Glicerina	*Osmótico (sistêmico)* *Osmótico (tópico oftálmico)*	Hemorragias subconjuntival ou retiniana Alucinações visuais Conjuntivite Hemorragia subconjuntival

Droga	*Classificação Farmacoterapêutica*	*Reação Ocular Adversa*
Griseofulvina	*Antifungicida*	Diminuição visual Degenerescência macular Edema macular Papiledema Fotossensibilidade Pseudotumor cerebral
Guanetidina	*Anti-hipertensivo sistêmico* *Bloqueante adrenérgico* *(tópico oftálmico)*	Conjuntivite Diminuição da acomodação Diminuição visual Diplopia Paralisia dos músc. extra-oculares Ptose Quemose Conjuntivite Midríase Dor ocular Paralisia dos músc. extra-oculares Fotofobia Ptose Queratite punctata
Haloperidol	*Antipsicótico*	Diminuição da acomodação Diminuição visual Midríase Crises oculogíricas
Haxixe	*Psicodisléptico*	Conjuntivite Midríase Alucinações visuais

Droga	*Classificação Farmacoterapêutica*	*Reação Ocular Adversa*
Hidrocortisona	*Corticosteróide*	Atraso na cicatrização da córnea Diplopia Exoftalmia Glaucoma Catarata subcapsular posterior Alterações no campo visual
Hidromorfina Oximorfona	*Analgésicos fortes*	Diminuição da acomodação Diminuição visual Miose tóxica
Hidroxicloroquina	*Antimalárico*	Opacidade da córnea Diminuição visual Degenerescência macular ou pigmentar da retina Alterações no campo visual
Homatropina	*Antiespasmódico/ Midriático*	Diminuição visual Midríase Glaucoma de ângulo estreito Paresia ou paralisia da acomodação
		Alucinações visuais Conjuntivite Diminuição visual

Droga	*Classificação Farmacoterapêutica*	*Reação Ocular Adversa*
Ibuprofeno	*Anti-reumático*	Diminuição visual Discromatopsia Neurite óptica Alterações no campo visual
Idoxuridina Trifluridina Vidaravina	*Antivirais*	Conjuntivite Opacidade do epitélio da córnea Atraso na cicatrização da córnea Estreitamento ou oclusão do ponto lacrimal Ptose Queratite punctata
Imipramina	*Antidepressivo*	Diminuição da lágrima Diminuição visual Diplopia Midríase Glaucoma de ângulo estreito Nistagmo tóxico Paralisia da acomodação
Indometacina	*Anti-reumático*	Opacidade da córnea Diminuição visual Diplopia Discromatopsia Alucinações visuais

Droga	*Classificação Farmacoterapêutica*	*Reação Ocular Adversa*
Iodocloridroxiguina	*Amebicida*	Degenerescência macular Edema macular Atrofia óptica Neurite óptica
Iodoquinol	*Amebicida*	Degenerescência macular Edema macular Atrofia óptica Neurite óptica
Isocarboxazida Nialamida Fenelzina Tranilcipromina	*Antidepressivo*	Diminuição visual Discromatopsia Midríase tóxica Ptose
Isofluorofato	*Miótico*	Catarata Conjuntivite Diminuição da acomodação Diminuição visual Miose Descolamento de retina

Droga	*Classificação Farmacoterapêutica*	*Reação Ocular Adversa*
Isoniazida	*Antituberculoso*	Diminuição visual Discromatopsia Midríase Nistagmo Atrofia óptica Neurite óptica Papiledema Paralisia da acomodação Perturbações no campo visual
Levalorfano Nolorfina Naloxona	*Antagonista narcótico*	Diminuição visual Miose Midríase (se recebeu um narcótico prévio)
Lidocaína	*Anestésico local*	Blefaroclônus Diminuição visual Diplopia Miose Paralisia dos músc. extra-oculares
Lisergida (LSD)	*Psicodisléptico*	Sensações visuais anormais Diminuição visual Diplopia Alucinações visuais
Lítio, Carbonato	*Antipsicótico*	Diminuição visual Nistagmo Crises oculogíricas Alterações no campo visual

Droga	*Classificação Farmacoterapêutica*	*Reação Ocular Adversa*
Marijuana – Liamba	*Psicodisléptico*	Conjuntivite Midríase Alucinações visuais
Mecamilamina	*Anti-hipertensivo*	Edema conjuntival Midríase Diminuição visual Paralisia da acomodação
Medrisona	*Corticosteróide*	Resistência diminuída a infecções Diminuição visual
Mepivacaína	*Anestésico local*	Blefaroclônus Diminuição visual Diplopia Miose Paralisia dos músc. extra-oculares
Meprobamato	*Ansiolítico*	Diminuição da acomodação Diminuição do reflexo da córnea Diminuição visual Diplopia Midríase Paralisia dos músc. extra-oculares Síndrome de Stevens-Johnson Hemorragia subconjuntival ou de retina

Droga	*Classificação Farmacoterapêutica*	*Reação Ocular Adversa*
Mesoridazina	*Antipsicótico*	Opacidade da córnea Diminuição visual Discromatopsia Lagrimejamento Depósitos de pigmento no cristalino Miopia Crises oculogíricas Paralisia da acomodação Fotossensibilidade Retinopatia pigmentar Queratite punctata
Metaciclina	*Antibiótico*	Diminuição visual Miopia Papiledema Fotofobia Fotossensibilidade Pseudotumor cerebral
Metanfetamina	*Anoréxico*	Acomodação diminuída Diminuição visual Midríase Glaucoma de ângulo estreito Alucinações visuais

Droga	*Classificação Farmacoterapêutica*	*Reação Ocular Adversa*
Metaqualona	*Sedativo e hipnótico*	Diminuição visual Diplopia Discromatopsia Lacrimejamento Midríase Nistagmo Alucinações visuais
Metilergonovina	*Agente para tratar enxaqueca*	Sensações visuais anormais Opacidade da córnea Úlcera da córnea Diminuição visual Miose Fotossensibilidade Alterações vasculares de retina
Metilpentinol	*Sedativo e hipnótico*	Quemose Diplopia Nistagmo
Metilprednisolona	*Corticosteróide*	Atraso na cicatrização da córnea Diplopia, exoftalmia, glaucoma Catarata subcapsular posterior Alterações no campo visual

Droga	*Classificação Farmacoterapêutica*	*Reação Ocular Adversa*
Metisergida	*Agente usado para tratar enxaqueca*	Sensações visuais anormais Opacidade da córnea Úlcera da córnea Diminuição visual Miose Fotossensibilidade Alterações vasculares de retina
Metubina, Iodeto	*Associado a anestesia*	Diminuição da acomodação Diplopia Nistagmo Paralisia dos músc. extra-oculares Ptose
Minociclina	*Antibiótico*	Diminuição visual Miopia Papiledema Fotofobia Fotossensibilidade Pseudotumor cerebral
Morfina Ópio	*Analgésico forte*	Diminuição da acomodação Diminuição da lágrima Diminuição visual Miose Miopia

Droga	*Classificação Farmacoterapêutica*	*Reação Ocular Adversa*
Nalidíxico, Ácido	*Antibiótico*	Sensações visuais anormais Diplopia Discromatopsia Papiledema Fotofobia
Nalorfina	*Antagonista narcótico*	Diminuição visual Miose Midríase (se recebeu um narcótico prévio)
Naloxona	*Antagonista narcótico*	Diminuição visual Miose Midríase (se recebeu um narcótico prévio)
Neomicina	*Antibiótico*	Reações alérgicas Conjuntivite folicular Queratite punctata
Neostigmina Fisostigmina	*Mióticos*	Conjuntivite Diminuição da acomodação Diminuição visual Miose Descolamento de retina
Niacina	*Vasodilatador periférico*	Edema macular cistóide Diminuição visual

Droga	*Classificação Farmacoterapêutica*	*Reação Ocular Adversa*
Niacinamida	*Vasodilatador periférico*	Edema macular cistóide Diminuição visual
Nialamida	*Antidepressivo*	Diminuição visual Discromatopsia Midríase tóxica Ptose
Nicotinílico, Álcool	*Vasodilatador periférico*	Edema macular cístico Diminuição visual
Nitrato de Prata	*Antibacteriano oftálmico*	Depósitos conjuntivais Conjuntivite Depósitos na córnea Depósitos no saco lacrimal Depósitos no cristalino Estreitamento ou oclusão do ponto lacrimal
Nitrofurantoína	*Antibiótico*	Conjuntivite Nistagmo Papiledema Fotossensibilidade Pseudotumor cerebral
Nitroglicerina	*Antianginoso*	Sensações visuais anormais Diminuição visual

Droga	*Classificação Farmacoterapêutica*	*Reação Ocular Adversa*
Nortriptilina	*Antidepressivo*	Diminuição da lágrima Diminuição visual Diplopia Midríase Glaucoma de ângulo estreito Nistagmo tóxico Paralisia da acomodação
Ópio	*Analgésico forte*	Diminuição da acomodação Diminuição da lágrima Diminuição visual Miose Miopia
Orais, Contraceptivos	*Anovulatórios*	Diminuição visual Diplopia Queratoconjuntivite sicca Miopia Papiledema Alterações vasculares na retina Neurite óptica ou retrobulbar Alterações no campo visual
Ouro Au 198	*Anti-reumático*	Blefaroconjuntivite Opacidade da córnea Depósitos cristalinianos Síndrome de Stevens-Johnson

Droga	*Classificação Farmacoterapêutica*	*Reação Ocular Adversa*
Ouro, Tiomalato Sódico	*Anti-reumático*	Blefaroconjuntivite Opacidade da córnea Depósitos cristalinianos Síndrome de Stevens-Johnson
Oxifenbutazona Fenilbutazona	*Anti-reumático*	Diminuição visual Diplopia Atrofia óptica Neurite óptica Paralisia dos músc. extra-oculares Hemorragias retinianas Síndrome de Stevens-Johnson Ambliopia tóxica Alterações no campo visual
Oxigênio	*Gás terapêutico*	Diminuição visual Alt. vasculares na retina Alterações no campo visual
Oximorfona	*Analgésico forte*	Diminuição da acomodação Diminuição visual Miose tóxica

Droga	*Classificação Farmacoterapêutica*	*Reação Ocular Adversa*
Oxitetraciclina	*Antibiótico*	Diminuição visual Miopia Papiledema Fotofobia Fotossensibilidade Pseudotumor cerebral
Oxprenolol	*Antiarrítmico*	Conjuntivite Diminuição visual Queratoconjuntivite sicca Alucinações visuais
Paraldeído	*Sedativo e hipnótico*	Diminuição dos reflexos da córnea Diminuição visual Miose Midríase tóxica Alucinações visuais
Parametadiona Trimetadiona Parametasona	*Anticonvulsivante corticosteróide*	Sensações visuais anormais Diplopia Discromatopsia Cegueira noturna Fotofobia Atraso na cicatrização da córnea Diplopia Exoftalmia Glaucoma Catarata subcapsular posterior Alterações no campo visual

Droga	*Classificação Farmacoterapêutica*	*Reação Ocular Adversa*
Pentobarbital	*Sedativo e hipnótico*	Conjuntivite Nistagmo Paralisia dos músc. extra-oculares Fotossensibilidade Ptose Síndrome de Stevens-Johnson
Pentolinium	*Anti-hipertensivo*	Edema conjuntival Midríase Diminuição visual Paralisia da acomodação
Perfenazina	*Antipsicótico*	Opacidade da córnea Diminuição visual Discromatopsia Lagrimejamento Depósitos de pigmento no cristalino Miopia Crises oculogíricas Paralisia da acomodação Fotossensibilidade Retinopatia pigmentar Queratite punctata

Droga	*Classificação Farmacoterapêutica*	*Reação Ocular Adversa*
Pilocarpina	*Miótico*	Diminuição da acomodação Conjuntivite folicular Miose Estreitamento ou oclusão do ponto lacrimal Descolamento de retina
Piperazina	*Anti-helmíntico*	Diminuição visual Discromatopsia Miose Nistagmo Paralisia da acomodação Alucinações visuais
Piperocaína	*Analgésico tópico local*	Conjuntivite Edema da córnea Ulceração da córnea Alt. na cicatrização da córnea Queratite punctata Uveíte crônica

Droga	*Classificação Farmacoterapêutica*	*Reação Ocular Adversa*
Plocorperazina	*Antipsicótico*	Opacidade da córnea Diminuição visual Discromatopsia Lagrimejamento Depósitos de pigmento no cristalino Miopia Crises oculogíricas Paralisia da acomodação Fotossensibilidade Retinopatia pigmentar Queratite punctata
Polimixina B	*Antibiótico*	Reações alérgicas Conjuntivite Dor ocular
Practolol	*Antiarrítmico*	Alt. na cicatrização da córnea Opacidade da córnea Diminuição visual Queratoconjuntivite sicca Fotofobia

Droga	*Classificação Farmacoterapêutica*	*Reação Ocular Adversa*
Prata	*Antibacteriano oftálmico*	Depósitos conjuntivais Conjuntivite Depósitos na córnea Depósitos no saco lacrimal Depósitos no cristalino Estreitamento ou oclusão do ponto lacrimal
Prednisolona	*Corticosteróide*	Atraso na cicatrização da córnea Diplopia Exoftalmia Glaucoma Catarata subcapsular posterior Alterações no campo visual
Prednisona	*Corticosteróide*	Atraso na cicatrização da córnea Diplopia Exoftalmia Glaucoma Catarata subcapsular posterior Alterações no campo visual

Droga	*Classificação Farmacoterapêutica*	*Reação Ocular Adversa*
Prilocaína	*Anestésico local*	Blefaroclônus Diminuição visual Diplopia Miose Paralisia dos músc. extra-oculares
Primidona	*Sedativo e hipnótico*	Conjuntivite Nistagmo Ptose Paralisia dos músc. extra-oculares Fotossensibilidade Síndrome de Stevens-Johnson
Procaína	*Anestésico local*	Blefaroclônus Diminuição visual Diplopia Miose Paralisia dos músc. extra-oculares

Droga	*Classificação Farmacoterapêutica*	*Reação Ocular Adversa*
Prometazina	*Antipsicótico*	Opacidade da córnea Diminuição visual Discromatopsia Lagrimejamento Depósitos de pigmento no cristalino Miopia Crises oculogíricas Paralisia da acomodação Fotossensibilidade Retinopatia pigmentar Queratite punctata
Proparacaína	*Anestésico tópico local*	Conjuntivite Edema da córnea Ulceração da córnea Alt. na cicatrização da córnea Queratite punctata Uveíte crônica
Propoxicaína	*Anestésico local*	Blefaroclônus Diminuição visual Diplopia Miose Paralisia dos músc. extra-oculares
Propranolol	*Antiarrítmico*	Diminuição visual Diplopia Síndrome de Stevens-Johnson Ambliopia tóxica Alucinações visuais

Droga	*Classificação Farmacoterapêutica*	*Reação Ocular Adversa*
Protriptilina	*Antidepressivo*	Diminuição da lágrima Diminuição visual Diplopia Midríase Glaucoma de ângulo estreito Nistagmo tóxico Paralisia da acomodação
Quabaina	*Glucosídeo digitálico*	Miodesopsias Sensações visuais anormais Discromatopsia Alucinações visuais Depósitos na córnea
Quetamina	*Anestésico geral*	Diminuição visual Diplopia Aumento da pressão intra-ocular Nistagmo
Quinacrina	*Antiparasitário*	Sensações visuais anormais Edema da córnea Opacidade da córnea Diminuição visual Retinopatia

Droga	*Classificação Farmacoterapêutica*	*Reação Ocular Adversa*
Quinidina	*Antiarrítmico*	Diminuição visual Diplopia Discromatopsia Midríase Cegueira noturna Fotofobia Alterações no campo visual
Quinino	*Antimalárico*	Diminuição visual Atrofia óptica Papiledema Retinopatia Ambliopia tóxica Alterações no campo visual
Reserpina	*Anti-hipertensivo*	Conjuntivite, uveíte Diminuição visual Crises oculogíricas Atrofia óptica, ptose Paralisia dos músc. extra-oculares
Rifampicina	*Antituberculoso*	Coloração da lágrima Conjuntivite exsudativa
Salicilato Sódico	*Analgésico ligeiro*	Conjuntivite Diminuição visual Diplopia Discromatopsia Miopia Nistagmo Paralisia dos músc. extra-oculares

Droga	*Classificação Farmacoterapêutica*	*Reação Ocular Adversa*
Secobarbital	*Sedativo e hipnótico*	Conjuntivite Nistagmo Paralisia dos músc. extra-oculares Fotossensibilidade Ptose Síndrome de Stevens-Johnson
Succinilcolina	*Associado a anestesia*	Contrações musculares extra-oculares Glaucoma
Sulfonamidas	*Antibiótico*	Conjuntivite Diminuição visual Miopia Síndrome de Stevens-Johnson
Talbutal	*Sedativo e hipnótico*	Conjuntivite Nistagmo Paralisia dos músc. extra-oculares Fotossensibilidade Ptose Síndrome de Stevens-Johnson
Tetracaína	*Anestésico tópico local*	Conjuntivite Edema da córnea Ulceração da córnea Alt. na cicatrização da córnea Queratite punctata Uveíte crônica

Droga	*Classificação Farmacoterapêutica*	*Reação Ocular Adversa*
Tetraciclina	*Antibiótico*	Diminuição visual Miopia Papiledema Fotofobia Fotossensibilidade Pseudotumor cerebral
Tetraetilamônio	*Anti-hipertensivo*	Edema conjuntival Midríase Diminuição visual Paralisia da acomodação
Tetraidrocanabinol	*Psicodisléptico*	Conjuntivite Midríase Alucinações visuais
Timolol	*Bloqueador beta-adrenérgico*	Blefaroconjuntivite Anestesia da córnea Diminuição visual Queratoconjuntivite sicca Miopia Paralisia dos músc. extra-oculares Ptose Queratite punctata Alucinações visuais

Droga	*Classificação Farmacoterapêutica*	*Reação Ocular Adversa*
Tiopental	*Sedativo e hipnótico*	Conjuntivite Nistagmo Paralisia dos músc. extra-oculares Fotossensibilidade Ptose Síndrome de Stevens-Johnson
Tioridazina	*Antipsicótico*	Opacidade da córnea Diminuição visual Discromatopsia Lagrimejamento Depósitos de pigmento no cristalino Miopia Crises oculogíricas Paralisia da acomodação Fotossensibilidade Retinopatia pigmentar Queratite punctata
Tiotixeno	*Antipsicótico*	Opacidade da córnea Diminuição visual Depósitos de pigmento no cristalino Midríase Fotossensibilidade

Droga	*Classificação Farmacoterapêutica*	*Reação Ocular Adversa*
Tolazamida	*Hipoglicemiante*	Opacidade da córnea Diminuição visual Diplopia Paralisia dos músc. extra-oculares Síndrome de Stevens-Johnson
Tolbutamida	*Hipoglicemiante*	Opacidade da córnea Diminuição visual Diplopia Paralisia dos músc. extra-oculares Síndrome de Stevens-Johnson
Tranilcipromina	*Antidepressivo*	Diminuição visual Discromatopsia Midríase tóxica Ptose
Triancinolona	*Corticosteróide*	Atraso na cicatrização da córnea Diplopia Exoftalmia Glaucoma Catarata subcapsular posterior Alterações no campo visual

Droga	*Classificação Farmacoterapêutica*	*Reação Ocular Adversa*
Tricloroetileno	*Anestésico geral*	Diminuição visual Diplopia Paralisia da acomodação Paralisia dos músc. extra-oculares Fotofobia Ptose Alterações no campo visual
Trifluoperazina	*Antipsicótico*	Opacidade da córnea Diminuição visual Discromatopsia Lacrimejamento Depósitos de pigmento no cristalino Miopia Crises oculogíricas Paralisia da acomodação Fotossensibilidade Retinopatia pigmentar Queratite punctata
Trifluoperidol	*Antipsicótico*	Diminuição da acomodação Diminuição visual Midríase Crises oculogíricas

Droga	*Classificação Farmacoterapêutica*	*Reação Ocular Adversa*
Trifluridina	*Antiviral*	Conjuntivite Opacidade do epitélio da córnea Atraso na cicatrização da córnea Estreitamento ou oclusão do ponto lacrimal Ptose Queratite punctata
Trimetadiona	*Anticonvulsivante*	Conjuntivite Opacidade do epitélio da córnea Atraso na cicatrização da córnea Estreitamento ou oclusão do ponto lacrimal Ptose Queratite punctata
Trimetapan	*Anti-hipertensivo*	Edema conjuntival Midríase Diminuição visual Paralisia da acomodação
Trimetidínio	*Anti-hipertensivo*	Edema conjuntival Midríase Diminuição visual Paralisia da acomodação

Droga	*Classificação Farmacoterapêutica*	*Reação Ocular Adversa*
Triparasamida	*Antiparasitário*	Sensações visuais anormais Diminuição visual Atrofia óptica Neurite óptica Alterações no campo visual
Tropicamida	*Midriático*	Conjuntivite Diminuição visual Glaucoma de ângulo estreito
Tubarina	*Associado a anestesia*	Diminuição da acomodação Diplopia Nistagmo Paralisia dos músc. extra-oculares Ptose
Uréia	*Osmótico*	Glaucoma Hemorragia subconjuntival ou retiniana Alucinações visuais
Uroquinase	*Enzimas proteolíticas*	Hipópio Aumento ou diminuição da pressão intra-ocular Uveíte
Valproato Sódico Valpróico, Ácido	*Anticonvulsivante*	Sensações visuais anormais Diplopia Nistagmo

Droga	*Classificação Farmacoterapêutica*	*Reação Ocular Adversa*
Veratrum	*Anti-hipertensivo*	Diminuição visual Miotonia extra-ocular Midríase Glaucoma de ângulo estreito
Vidarabina	*Antiviral*	Conjuntivite Opacidade do epitélio da córnea Atraso na cicatrização da córnea Estreitamento ou oclusão do canal lacrimal Ptose Queratite punctata
Vinblastina Vincristina	*Antineoplásico*	Blefarite Diplopia Paralisia dos músc. extra-oculares Ptose
Vitamina A	*Vitamina*	Diplopia Perda dos cílios e sobrancelhas Papiledema Paralisia dos músc. extra-oculares
Vitamina D	*Vitamina*	Opacidade da córnea

2

Efeitos Sistêmicos não Desejados de Fármacos Usados em Oftalmologia

Vias: IM (intramuscular), EV (endovenoso), IO (intra-ocular), O (oral), TO (tópico oftálmico), IR (injeção retrobulbar).

Droga	*Via*	*Ação Farmacológica*	*Reações Sistêmicas*
Acetozolamida Diclorfenamida Etoxolamida Metazolamida	IM EV O	*Inibidores da anidrase carbônica*	Anorexia Depressão da medula óssea (inclui anemia aplásica) Diminuição da libido Depressão Impotência Parestesia Perda de peso
Acetilcolina	IO	*Miótico intra-ocular*	Bradicardia Hipotensão

Droga	*Via*	*Ação Farmacológica*	*Reações Sistêmicas*
Amoxicilina Ampicilina Cabencilina Cloxacilina Dicloxacilina Hetacilina Meticilina Nafcilina Oxacilina	IM EV O	*Antibióticos*	Anemia Edema angioneurótico Dermatite esfoliativa Síndrome de Stevens-Johnson Urticária
Anfotericina B	TO	*Antibiótico*	Reações alérgicas Diarréia
Atropina Homatropina Escopolamina	TO	*Anticolinérgicos*	Confusão, dermatite Secura da boca Excitação, febre Pele avermelhada Alucinações Psicose Taquicardia Sede Retenção urinária
Bacitracina	TO	*Antibiótico*	Reações alérgicas Eritema Urticária
Benoxinato Proparacaína Tetracaína	TO	*Anestésico tópico local*	Reações alérgicas Reações anafiláticas Convulsão Prostração Hipotensão Síncope

Droga	*Via*	*Ação Farmacológica*	*Reações Sistêmicas*
Bupivacaína Lidocaína Procaína	IR	*Anestésico local*	Bradicardia Parada cardíaca Convulsão Hipotensão
Carbacol Pilocarpina	TO	*Parassimpatico-mimético*	Cãibras abdominais Diarréia Hipotensão Aumento da salivação Tremor muscular Náuseas Dificuldade respiratória Rinorréia Gaguez Sudação Vômito Debilidade
Carbenicilina	IM EV O	*Antibiótico*	Anemia Edema angioneurótico Dermatite esfoliativa Síndrome de Stevens-Johnson Urticária
Cloranfenicol	TO	*Antibiótico*	Reações alérgicas Depressão da medula óssea (inclui anemia aplásica) Dermatite de contato Despigmentação Sintomas gastrintestinais

Droga	*Via*	*Ação Farmacológica*	*Reações Sistêmicas*
Clortetraciclina	TO	*Antibiótico*	Reações alérgicas Coloração da pele Eritema Fotossensibilidade
Cloxacilina	O	*Antibiótico*	Anemia Edema angioneurótico Dermatite esfoliativa Síndrome de Stevens-Johnson Urticária
Ciclopentolato Tropicamida	TO	*Anticolinérgico*	Amnésia Ataxia Convulsão Desorientação Disartria Febre Alucinações Psicose
Demecarium Ecotiofato Isoflurofato	TO	*Anticolinesterásico ação prolongada*	Cãibras Diarréia Fadiga Náuseas Rinorréia Perda de peso

Droga	*Via*	*Ação Farmacológica*	*Reações Sistêmicas*
Diclorfenamida	O	*Inibidor da anidrase carbônica*	Anorexia Depressão da medula óssea (inclui anemia aplásica) Diminuição da libido Depressão Impotência Parestesia Perda de peso
Dicloxacilina	IM O	*Antibiótico*	Anemia Edema angioneurótico Dermatite esfoliativa Síndrome de Stevens-Johnson Urticária
Ecotiofato	TO	*Anticolinesterásico ação prolongada*	Cãibras Diarréia Fadiga Náuseas Rinorréia Perda de peso
Efedrina Epinefrina Hidroxianfetamina Fenilefrina	TO	*Simpaticomimético*	Arritmia cardíaca Hipertensão Palpitações Hemorragia subaracnóidea Taquicardia
Eritromicina	TO	*Antibiótico*	Reações alérgicas

Droga	*Via*	*Ação Farmacológica*	*Reações Sistêmicas*
Escopolamina	TO	*Anticolinérgico*	Confusão Dermatite Secura da boca Excitação Febre Pele avermelhada Alucinações Psicose Taquicardia Sede Retenção urinária
Etoxolamida	O	*Inibidor da anidrase carbônica*	Anorexia Depressão da medula óssea (inclui anemia aplásica) Diminuição da libido Depressão Impotência Parestesias Perda de peso
Fenilefrina	TO	*Simpatico-mimético*	Arritmia cardíaca Hipertensão Palpitações Hemorragia subaracnóidea Taquicardia

Droga	*Via*	*Ação Farmacológica*	*Reações Sistêmicas*
Fisostigmina	TO	*Anticolinesterásico curta duração*	Cãibras abdominais Despigmentação Diarréia Náuseas Vômitos
Fluoresceína	EV	*Coloração oftálmica*	Reações anafiláticas Tontura Hipotensão Náuseas Prurido Síncope Urticária Vômito
Gentamicina	TO	*Antibiótico*	Reações alérgicas Despigmentação, eritema
Glicerina Isosorbido Manitol Uréia	EV O	*Osmóticos*	Lombalgia Insuficiência cardíaca congestiva Desidratação Cefaléia Confusão mental Náuseas Vômitos
Hetacilina	IM EV O	*Antibiótico*	Anemia Edema angioneurótico Dermatite esfoliativa Síndrome de Stevens-Johnson Urticária

Droga	*Via*	*Ação Farmacológica*	*Reações Sistêmicas*
Homatropina	TO	*Anticolinérgico*	Confusão Dermatite Secura da boca Excitação Febre Pele avermelhada Alucinações Psicose Taquicardia Sede Retenção urinária
Hidroxianfetamina	TO	*Simpaticomimético*	Arritmia cardíaca Hipertensão Palpitações Hemorragia subaracnóidea Taquicardia
Idoxuridina Trifluridina Vidarabina	TO	*Antiviral*	Reação alérgica Dermatite de contato
Isofluorofato	TO	*Anticolinesterásico ação prolongada*	Căibras Diarréia Fadiga Náuseas Rinorréia Perda de peso

Droga	*Via*	*Ação Farmacológica*	*Reações Sistêmicas*
Isosorbido	EV O	*Osmótico*	Lombalgia Insuficiência cardíaca congestiva Desidratação Cefaléias Confusão mental Náuseas Vômitos
Lidocaína	IR	*Anestésico local*	Bradicardia Parada cardíaca Convulsão Hipotensão
Manitol	EV	*Osmótico*	Dor de costas Insuficiência cardíaca congestiva Desidratação Cefaléias Confusão mental Náuseas Vômitos
Metazolamida	O	*Inibidor da anidrase carbônica*	Anorexia Depressão da medula óssea (inclui anemia aplásica) Diminuição da libido Depressão Impotência Parestesia Perda de peso

Droga	*Via*	*Ação Farmacológica*	*Reações Sistêmicas*
Meticilina	IM EV	*Antibiótico*	Anemia Edema angioneurótico Dermatite esfoliativa Síndrome de Stevens-Johnson Urticária
Nafcilina	EV IM O	*Antibiótico*	Anemia Edema angioneurótico Dermatite esfoliativa Síndrome de Stevens-Johnson Urticária
Neomicina	TO	*Antibiótico*	Reações alérgicas Dermatite de contato Eritema Urticária
Neostigmina Fisostigmina	TO	*Anticolinesterásico curta duração*	Cãibras abdominais Despigmentação Diarréia Náuseas Vômitos
Oxacilina	IM EV O	*Antibiótico*	Anemia Edema angioneurótico Dermatite esfoliativa Síndrome de Stevens-Johnson Urticária

Droga	Via	Ação Farmacológica	Reações Sistêmicas
Pilocarpina	TO	*Parassimpatico-mimético*	Cãibras abdominais Diarréia Hipotensão Aumento da salivação Tremor muscular Náuseas Dificuldade respiratória Rinorréia Gaguez Sudação Vômito Debilidade
Piperocaína	TO	*Anestésico tópico local*	Reações alérgicas Reações anafiláticas Convulsão Prostração Hipotensão Síncope
Polimixina B	TO	*Antibiótico*	Reações alérgicas Eritema
Procaína	IR	*Anestésico local*	Bradicardia Parada cardíaca Convulsão Hipotensão
Proparacaína	TO	*Anestésico tópico local*	Reações alérgicas Reações anafiláticas Convulsão Prostração Hipotensão Síncope

Droga	*Via*	*Ação Farmacológica*	*Reações Sistêmicas*
Sulfacetamida Sulfametizol Sulfisoxazol	TO	*Antibióticos*	Reações alérgicas Dermatite de contato Dermatite esfoliativa Fotossensibilidade Síndrome de Stevens-Johnson
Tetracaína	TO	*Anestésico tópico local*	Reações alérgicas Reações anafiláticas Convulsão Prostração Hipotensão Síncope
Tetraciclina	TO	*Antibiótico*	Reações alérgicas Coloração da pele Eritema Fotossensibilidade
Timolol	TO	*Bloqueador betadrenérgico*	Arritmia Asma Bradicardia Confusão Tontura Dispnéia Eritema Cefaléia Hipotensão Náuseas Urticária
Trifluridina	TO	*Antiviral*	Reação alérgica Dermatite de contato

Droga	*Via*	*Ação Farmacológica*	*Reações Sistêmicas*
Tropicamida	TO	*Anticolinérgico*	Amnésia Ataxia Convulsão Desorientação Disartria Febre Alucinações Psicose
Uréia	EV	*Osmótico*	Lombalgias Insuficiência cardíaca congestiva Desidratação Cefaléias Confusão mental Náuseas Vômitos
Vidarabina	TO	*Antiviral*	Reação alérgica Dermatite de contato

3

Fármacos e Toxicidade Específica

CONJUNTIVA

Acetaminofeno
Acetanilida
Acetoexamida
Amobarbital
Aspirina
Atropina
Aurotioglicose
Aurotioglicanido
Barbital
Benoxinato
Benzalcônio
Brometos
Butacaína
Canabis
Carbamazepina
Clorisondamina
Clorpropamida
Crisarobina
Cocaína
Coloidal, Prata
Ciclopentolato
Demecarium
Diazóxido
Dibucaína
Dipivefrina
Diclonina
Ecotiofato
Epinefrina
Fenacaína
Fenacetina
Fenobarbital
Fenoxibenzamina
Fenilbutazona
Fenilefrina
Fisostigmina
Floxuridina
Fluorouracil
Glicerina
Guanetidina
Haxixe
Homatropina
Idoxuridina
Isofluorofato
Liamba
Mecamilamina
Meprobamato
Metilpentinol
Neomicina
Neostigmina
Nitrofurantoína
Ouro Au 198
Ouro, Tiomalato Sódico
Oxprenolol
Oxifenbutazona
Pentobarbital
Pentolinium
Pilocarpina
Piperocaína
Prata, Nitrato
Prata, Proteína
Polimixina B
Practolol
Primidona
Proparacaína
Propranolol
Reserpina
Rifampicina
Salicilato Sódico
Sulfonamidas
Talbutal
Tetracaína
Tetraetilamônio
Tetraidrocanabinol
Tiopental
Timolol
Tolazamida
Tolbutamida
Trifluridina
Trimetafan
Trimetidínio
Tropicamida
Uréia
Vidarabina

CRISTALINO		
Alopurinol	Diazóxido	Perfenazina
Aurotioglicosa	Ecotiofato	Prata, Nitrato
Aurotioglicanido	Fluorocortisona	Prata, proteína
Betametasona	Fluorometolona	Prednisolona
Bussulfano	Fluprednisolona	Prednisona
Clorpromazina	Hidrocortisona	Proclorperazina
Clorprotixeno	Isofluorofato	Prometazina
Cobalto	Mesoridazina	Tioridazina
Coloidal, prata	Metilprednisolona	Tiotixeno
Cortisona	Ouro, Au 198	Triancinolona
Demecarium	Ouro, Tiomalato Sódico	Trifluoperazina
Dexametasona	Parametasona	

CÓRNEA E ESCLERA

Acetoexamida
Amiodarona
Amodiaquina
Antipirina
Aurotioglicose
Aurotioglicanido
Benoxinato
Benzalcônio
Betametasona
Bussulfano
Butacaína
Clordiazepóxido
Cloroquina
Clorpromazina
Clorpropamida
Clorprotixeno
Crisarobina
Cocaína
Contraceptivos Orais
Cortisona
Dexametasona
Diazepam
Dibucaína
Diclonina
Ergonovina
Ergotamina
Fenacaína
Fenilefrina
Ferro Dextran
Ferro Sorbitex
Ferrocolinato
Ferroso, Fumarato
Ferroso, Gluconato
Ferroso, Succinato
Ferroso, Sulfato
Fluorocortisona
Fluorometolona
Fluprednisolona
Flurazepam
Guanetidina
Hidrocortisona
Hidroxicloroquina
Idoxuridina
Indometacina
Meprobamato
Mesoridazina
Metilergonovina
Metilprednisolona
Metisergida
Neomicina
Ouro Au 198
Ouro, Tiomalato Sódico
Oxprenolol
Paraldeído
Parametasona
Perfenazina
Prata Coloidal
Prata, Nitrato
Prata, Proteína
Piperocaína
Polissacarídeo-Ferro-Complexo
Practolol
Prednisolona
Prednisona
Proclorperazina
Prometazina
Proparacaína
Quinacrina
Tetracaína
Tioridazina
Tiotixeno
Timolol
Tolazamida
Tolbutamida
Triancinolona
Trifluoperazina
Trifluridina
Vidaravina
Vitamina D

MÁCULA E RETINA

Alopurinol	Ferro Dextran	Niacina
Alumínio, Nicotinato	Ferro Sorbitex	Niacinamida
Amodiaquina	Ferroso, Gluconato	Nicotínico, Álcool
Amilo, Nitrito	Ferroso, Succinato	Nitroglicerina
Broxiquinolina	Ferroso, Sulfato	Oxigênio
Carbono, Dióxido	Fisostigmina	Oxifenbutazona
Cloroquina	Glicerina	Perfenacina
Clorpromazina	Griseofulvina	Pilocarpina
Contraceptivos Orais	Hidroxicloroquina	Polissacarídeo-Ferro-Complexo
Demecarium	Iodocloridroxiquina	
Ecotiofato	Iodoquinol	Proclorpromazina
Epinefrina	Isofluorofato	Prometazina
Ergonovina	Meprobamato	Quinacrina
Ergotamina	Mesoridazina	Tioridazina
Fenilbutazona	Metilergonovina	Trifluoperazina
Ferrocolinato	Metisergida	Uréia
Ferroso, Fumarato	Neostigmina	

ÚVEA (íris, corpo ciliar e coróide)		
Álcool	Fenelzina	Nortriptilina
Amitriptilina	Fenmetrazina	Ópio
Anfetamina	Fenoxibenzamina	Oximorfona
Amilo, Nitrito	Fenoxibenzamina	Paraldeído
Atropina	Fentermina	Pentolinium
Beladona	Fenilefrina	Perfenazina
Benoxinato	Fenitoína	Pilocarpina
Brometos	Fisostigmina	Piperazina
Bupivacaína	Guanetidina	Piperocaína
Butacaína	Haloperidol	Prilocaína
Canabis	Haxixe	Procaína
Carbamazepina	Hexamatonium	Proclorperazina
Carvão, Dióxido	Homatropina	Prometazina
Cloral, Hidrato	Hidromorfona	Proparacaína
Clorisondamina	Imipramina	Propoxicaína
Cloroprocaína	Isocarboxazida	Protiptilina
Clofentermina	Isofluorofato	Quinidina
Clorpromazina	Isoniazida	Quinotripsina
Clorprotixeno	Levalorfano	Reserpina
Clomifeno	Lidocaína	Tetracaína
Cocaína	Liamba	Tetraetilamônio
Demecarium	Mecamilamina	Tetraidrocanabinol
Dextroanfetamina	Mepivacaína	Tioridazina
Dibucaína	Meprobamato	Tiotixeno
Dietilpropiona	Mesoridazina	Tranilcipromina
Dipivefrina	Metanfetamina	Tricloretileno
Droperidol	Metaqualona	Trifluoperazina
Diclonina	Metilergonovina	Trifluperidol
Ecotiofato	Metisergida	Trimetafán
Efedrina	Metubina, Iodeto	Trimetidínio
Epinefrina	Morfina	Tubarina
Ergonovina	Nalorfina	Uroquinase
Ergotamina	Naloxona	Veratrum
Escopolamina	Neostigmina	
Fenacaína	Nialamida	

NERVO ÓPTICO		
Álcool	Fenilbutazona	Oxifenbutazona
Antipirina	Gentamicina	Oxitetraciclina
Broxiquinolina	Griseofulvina	Propranolol
Cloranfenicol	Ibuprofeno	Quinino
Clortetraciclina	Iodocloridroxiguina	Reserpina
Contraceptivos Orais	Iodoquinol	Tetraciclina
Cicloserina	Isoniazida	Triparsamida
Demeclociclina	Metaciclina	Vitamina A
Doxiciclina	Minociclina	Vitamina D
Estreptomicina	Nalidíxico, Ácido	
Etambutol	Nitrofurantoína	

ANEXOS OCULARES (pestanas, pálpebras, músculos extra-oculares e aparelho lacrimal)		
Acetoexamida	Epinefrina	Metaciclina
Álcool	Ergonovina	Metaqualona
Amiodarona	Ergotamina	Metilergonovina
Amitriptilina	Escopolamina	Metilpentinol
Amobarbital	Estreptomicina	Metisergida
Aspirina	Etclorvinol	Metubina, Iodeto
Aurotioglicose	Fenciclidina	Minociclina
Aurotioglicanido	Fenelzina	Morfina
Barbital	Fenobarbital	Naloxona
Brometos	Fenoxibenzamina	Nialamida
Bupivacaína	Fenilbutazona	Nitrofurantoína
Bussulfano	Fenitoína	Nortriptilina
Carbamazepina	Floxuridina	Ouro Au 198
Clordiazepóxido	Fluorouracil	Ouro, Tiomalato Sódico
Cloral, Hidrato	Flurazepam	Ópio
Clorofórmio	Griseofulvina	Oxifenbutazona
Cloroprocaína	Guanetidina	Oxitetraciclina
Clorpromazina	Haloperidol	Pentobarbital
Clorpropamida	Idoxuridina	Perfenazina
Clorprotixeno	Imipramina	Pilocarpina
Clortetraciclina	Isocarboxazida	Piperazina
Dicloserina	Isoniazida	Prata, Nitrato
Dolidal, Prata	Levalorfano	Prata, Proteína
Demeclociclina	Lidocaína	Prilocaína
Diazepam	Lítio, Carbonato	Primidona
Diazóxido	Mepivacaína	Procaína
Doxiciclina	Meprobamato	Proclorperazina
Droperidol	Mesoridazina	Prometazina

Propoxicaína	Tiopental	Trifluperidina
Protriptilina	Tioridazina	Tubarina
Quetamina	Tiotixeno	Valproato, Sódico
Reserpina	Timolol	Valpróico, Ácido
Rifampicina	Tolazamida	Veratrum
Salicilato Sódico	Tolbutamida	Vidarabina
Secobarbital	Tranilcipromina	Vinblastina
Succinilcolina	Tricloretileno	Vincristina
Talbutal	Trifluoperazina	Vitamina A
Tetraciclina	Trifluoperidol	

4

Exames Oftalmológicos em Caso de um Fenômeno de Toxicidade

AVALIAÇÃO BIOMICROSCÓPICA		
Acetoexamida	Ergonovina	Parametasona
Alopurinol	Ergotamina	Perfenazina
Amiodarona	Fenacaína	Piperocaína
Amodiaquina	Ferrocolinato	Prata, Nitrato
Aurotioglicose	Ferroso, Fumarato	Prata, Proteína
Aurotioglicanido	Ferroso, Gluconato	Polissacarídeo-Ferro Complexo
Benoxinato	Ferroso, Succinato	
Betametasona	Ferroso, Sulfato	Practolol
Bussulfano	Fluorocortisona	Prednisolona
Butacaína	Fluorometolona	Prednisona
Cloroquina	Fluprednisolona	Proclorperazina
Clorpromazina	Hidrocortisona	Prometazina
Clorpropamida	Hidroxicloroquina	Proparacaína
Clorprotixeno	Ferro, Dextran	Quinacrina
Cobalto	Ferro, Sorbitex	Tetracaína
Cocaína	Idoxuridina	Tioridazina
Coloidal, Prata	Indometacina	Tiotixeno
Cortisona	Isofluorofato	Tolazamida
Demecarium	Mesoridazina	Tolbutamida
Dexametasona	Metilergonovina	Triancinolona
Diazóxido	Metilprednisolona	Trifluoperazina
Dibucaína	Metisergida	Trifluridina
Diclonina	Ouro, Au 198	Vidarabina
Ecotiofato	Ouro, Tiomalato Sódico	Vitamina D

VISÃO CROMÁTICA		
Amilo, Nitrito	Ibuprofeno	Piperazina
Aspirina	Indometacina	Proclorperazina
Brometos	Isocarboxazida	Prometazina
Clorpromazina	Mesoridazina	Quinidina
Digitálicos	Metaqualona	Salicilato Sódico
Digitoxina	Nalidíxico, Ácido	Tioridazina
Digoxina	Nialamida	Tranilcipromina
Etambutol	Quabaina	Trifluoperazina
Fenacetina	Parametadiona	Trimetadiona
Fenelzina	Perfenacina	

ADAPTAÇÃO À OBSCURIDADE	
Álcool	Quinidina
Parametadiona	Trimetadiona

ANGIOGRAFIA FLUORESCEÍNICA		
Alumínio, Nicotinato	Ergonovina	Metisergida
Amilo, Nitrito	Ergotamina	Niacina
Broxiquinolina	Griseofulvina	Niacimida
Contraceptivos Orais	Iodocloridroxiguina	Nicotinílico, Álcool
Dióxido de Carbono	Iodoquinol	Nitroglicerina
Epinefrina	Metilergonovina	Oxigênio

PRESSÃO INTRA-OCULAR		
Amitriptilina	Escopolamina	Nortriptilina
Anfetamina	Fenilefrina	Parametasona
Atropina	Fenmetrazina	Prednisolona
Beladona	Fentermina	Prednisona
Betametasona	Fluorocortisona	Protriptilina
Clorfentermina	Fluorometolona	Quetamina
Cortisona	Fluprednisolona	Quimotripsina
Ciclopentolato	Hidrocortisona	Succinilcolina
Dexametasona	Homatropina	Triancinolona
Dextroanfetamina	Imipramina	Tropicamida
Dietilpropiona	Metanfetamina	Uréia
Dipivefrina	Metilprednisolona	Veratrum
Efedrina		

MOTILIDADE EXTRA-OCULAR		
Acetoexamida	Flurazepam	Propoxiacina
Álcool	Guanetidina	Protriptilina
Amitriptilina	Imipramina	Quetamina
Amobarbital	Isoniazida	Reserpina
Aspirina	Lidocaína	Salicilato Sódico
Barbital	Lítio, Carbonato	Secobarbital
Brometos	Mepivacaína	Succinilcolina
Bupivacaína	Meprobamato	Talbutal
Carbamazepina	Mesoridazina	Tiopental
Clordiazepóxido	Metaqualona	Tioridazina
Clorofórmio	Metilpentinol	Timolol
Cloroprocaína	Metubina, Iodeto	Tolazamida
Clorpromazina	Nitrofurantoína	Tolbutamida
Clorpropamida	Nortriptilina	Tricloretileno
Diazepam	Oxifenbutazona	Trifluoperazina
Estreptomicina	Pentobarbital	Tubarina
Etclovinol	Perfenazina	Valproato Sódico
Fenobarbital	Piperazina	Valpróico, Ácido
Fenciclidina	Prilocaína	Veratrum
Fenilbutazona	Primidona	Vinblastina
Fenitoína	Procaína	Vincristina
Floxuridina	Proclorperazina	Vitamina A
Fluorouracil	Prometazina	

CAMPOS VISUAIS		
Álcool	Etambutol	Oxigênio
Amodiaquina	Fenilbutazona	Oxifenbutazona
Betametasona	Fluorocortisona	Parametasona
Cloranfenicol	Fluorometolona	Prednisolona
Cloroquina	Fluprednisolona	Prednisona
Contraceptivos Orais	Hidrocortisona	Quinidina
Cortisona	Hidroxicloroquina	Quinino
Dexametasona	Ibuprofeno	Triancinolona
Diaxózido	Isoniazida	Tricloretileno
Epinefrina	Lítio, Carbonato	Triparsamida
Estreptomicina	Metilprednisolona	

EXAME DE QUANTIFICAÇÃO DA LÁGRIMA		
Bussulfano	Oxprenolol	Timolol
Contraceptivos Orais	Practolol	

OFTALMOSCOPIA		
Alopurinol	Ferro Sorbitex	Neostigmina
Amodiaquina	Ferrocolinato	Nitrofurantoína
Broxiquinolina	Ferroso, Fumarato	Oxifenbutazona
Cloranfenicol	Ferroso, Gluconato	Oxitetraciclina
Cloroquina	Ferroso, Succinato	Perfenacina
Clorpromazina	Ferroso, Sulfato	Pilocarpina
Clortetraciclina	Gentamicina	Polissacarídeo-Ferro-Complexo
Cicloserina	Griseofulvina	
Contraceptivos Orais	Hidroxicloroquina	Proclorperazina
Demecarium	Ibuprofeno	Prometazina
Demeclociclina	Iodocloridroxiguina	Quinacrina
Doxiciclina	Iodoquinol	Quinino
Ecotiofato	Isofluorofato	Tetraciclina
Estreptomicina	Isoniazida	Tioridazina
Etambutol	Mesoridazina	Trifluoperazina
Fenilbutazona	Metaciclina	Triparsamida
Fisostigmina	Minociclina	Vitamina A
Ferro Dextran	Nalidíxico, Ácido	Vitamina D

AVALIAÇÃO DA ACUIDADE VISUAL

Acetaminofeno
Acetanilida
Acetoexamida
Álcool (Etanol)
Alopurinol
Alumínio, Nicotinato
Amiodarona
Amitriptilina
Amodiaquina
Anfetamina
Amilo, Nitrito
Antipirina
Aspirina
Atropina
Beladona
Betametasona
Brometos
Bupivacaína
Bussulfano
Carbamazepina
Carbono, Dióxido
Cloranfenicol
Clordiazepóxido
Clorisondamina
Clorofórmio
Cloroprocaína
Cloroquina
Clorfentermina
Clorpropamida
Clorprotixeno
Clortetraciclina
Clomifeno
Cobalto
Contraceptivos Orais
Cortisona
Ciclopentolato
Cicloserina
Demecarium
Demeclociclina
Dexametasona
Dextroanfetamina
Diazepam
Diazóxido
Dietilpropiona
Dipivefrina
Doxiciclina
Droperidol
Ecotiofato
Epinefrina
Ergonovina
Ergotamina
Escopolamina
Etambutol
Etclorvinol
Fenacetina
Fenelcina
Fenmetrazina
Fentermina
Fenilbutazona
Fenilefrina
Fenitoína
Fisostigmina
Ferro Dextran
Ferro Sorbitex
Ferrocolinato
Ferroso, Fumarato
Ferroso, Gluconato
Ferroso, Succinato
Ferroso, Sulfato
Fluorocortisona
Fluorometolona
Fluprednisolona
Flurazepam
Gentamicina
Griseofulvina
Guanetidina
Haloperidol
Hexametonium
Homatropina
Hidrocortisona
Hidromorfona
Hidroxicloroquina
Ibuprofeno
Imipramina
Indometacina
Isocarboxazido
Isoflurofato
Isoniazida
Levalorfano
Lidocaína

AVALIAÇÃO DA ACUIDADE VISUAL

Lítio, Carbonato
Lisérgico (LSD)
Mecamilamina
Mepivacaína
Meprobamato
Mesoridazina
Metaciclina
Metanfetamina
Metaqualona
Metilergonovina
Metilprednisolona
Metisergida
Minociclina
Morfina
Nalorfina
Naloxona
Neostigmina
Niacina
Niacinamida
Nialamida
Nicotinílico, Álcool
Nitroglicerina
Nortriptilina
Ópio
Oxprenolol
Oxigênio
Oximorfona
Oxifenbutazona
Oxitetraciclina
Paraldeído
Parametasona
Pentolínio
Perfenazina
Piperazina
Polissacarídeo-Ferro-Complexo
Practolol
Prednisolona
Prednisona
Prilocaína
Procaína
Proclorperazina
Prometazina
Propoxicaína
Propranolol
Protriptilina
Quetamina
Quinacrina
Quinidina
Quinino
Reserpina
Salicilato Sódico
Sulfonamidas
Tetraciclina
Tetraetilamônio
Tioridazina
Tiotixeno
Timolol
Tolazamida
Tolbutamida
Tranilcipromina
Triancinolona
Tricloretileno
Trifluoperazina
Trifluoperidol
Trimetafán
Trimetidínio
Tropicamida
Triparsamida
Veratrum

5

Efeitos Oculares Provocados por Substâncias Específicas

ÁLCOOL

A intoxicação com álcool provoca *nistagmo, esoforia e diplopia*. A pressão intra-ocular diminui ligeiramente por causa da desidratação sistêmica.

A *ambliopia* por álcool resulta de uma deficiência de vitamina B, normalmente associada à *neurite periférica*. A visão é reduzida, e existem *escotomas papilomaculares*. Uma dieta adequada e grandes doses de vitamina B corrigem a doença, embora o alcoolismo continue.

A ingestão acidental de metanol causa acidez aguda, náuseas, vômitos, dor abdominal, diminuição visual e coma. Os que se recuperam do coma podem não ter percepção luminosa. Esses doentes têm, inicialmente, edema do nervo óptico e da retina que o rodeia, seguida de uma atrofia óptica grave. A acidez pode ser corrigida com terapia alcalinizante. A diálise renal remove o metanol do sangue, e grandes doses de etanol sistêmico competem com êxito com o metanol para as enzimas metabólicas.

A maioria dos depressores do sistema nervoso central pode causar debilidade muscular, junto com *diplopia,* e em algumas ocasiões *visão turva*. Por vezes esses compostos agravam perturbações oculares preexistentes ou causam nistagmo.

Os sinais oculares são habitualmente reversíveis depois da medicação.

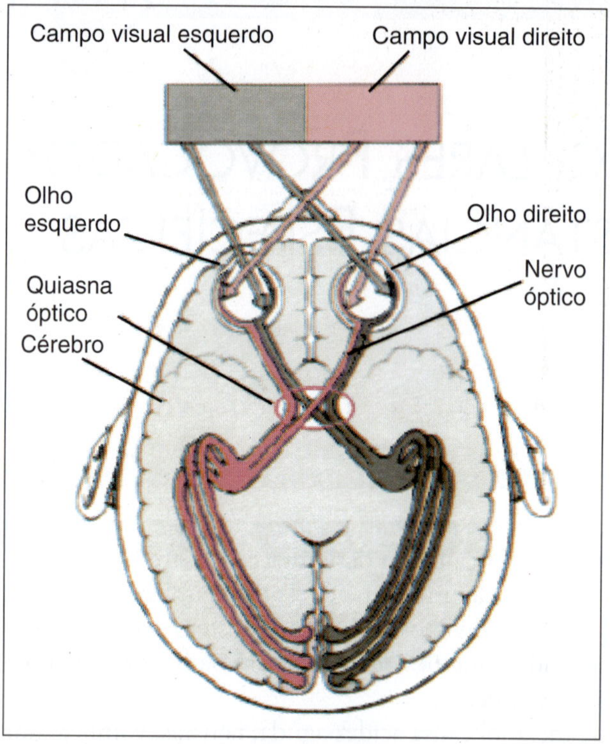

Fig. 5-1.

CLOROQUINA

A cloroquina é um agente antimalárico habitualmente utilizado no tratamento de lúpus eritematoso, artrite e outras alterações do tecido conjuntivo (Fig. 5-2). A administração prolongada de doses altas pode dar lugar a *queratopatia*, *miopatia* ou *retinopatia*. Geralmente a dose total de cloroquina terá que ser superior a 200 g e o fármaco usado por mais de três anos, para que possa desenvolver-se *retinopatia*.

Critério analítico

As intoxicações agudas podem ser graves se as concentrações no sangue são superiores a 12 μmol/l, sendo potencialmente letais se são maiores de 25 μmol/l, embora esta análise não esteja habitualmente disponível.

A relação entre a gravidade da intoxicação e a analítica, é válida para os períodos iniciais, já que os níveis sanguíneos podem permanecer elevados durante 8-10 dias, e os problemas clínicos podem resolver-se durante os primeiros 2-3 dias. Delimitam-se três níveis de gravidade em relação às cifras plasmáticas de cloroquina: Leve entre 6 e 11,9 μmol/l; Moderado entre 12 e 25 μmol/l, e Grave se é superior a 25 μmol/l.

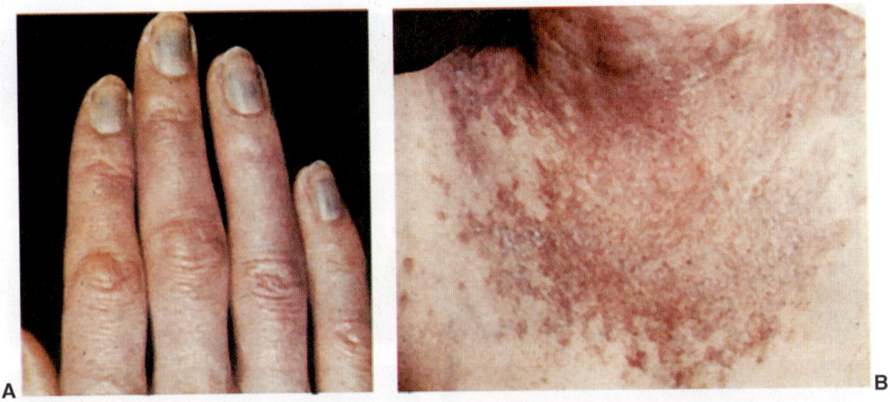

Fig. 5-2. Intoxicação com Cloroquina. (**A**) Alteração na cor das unhas. (**B**) Erupção dérmica.

A gravidade está associada às cifras de potassemia, observando-se hipopotassemias inferiores a 3,5 µmol/l nas moderadas, e inferiores a 2,5 µmol/l nas graves.

A droga pode ser retida no organismo após suspensão da administração e a *retinopatia* pode aparecer muitos anos mais tarde.

Na *queratopatia* há um depósito reversível de cloroquina no endotélio corneano, em que se observam como diminutas manchas brancas *"verticillata"* com a lâmpada de fenda. Os doentes queixam-se de visão turva e halo de cores que rodeia as luzes, semelhante ao do *Glaucoma*. Tudo isso é reversível com a suspensão da droga ou pode desaparecer espontaneamente, mantendo a droga.

A *retinopatia* é uma degeneração pigmentada e grave da retina que pode progredir para a cegueira. No começo existe um pequeno grau de acumulação característica de pigmento na área central da retina, a mácula *"olho de boi" (bull's eye* ou *(doughnut)*, isto é, uma hiperpigmentação da fóvea central, rodeada de uma zona clara de despigmentação, encerrada por outro anel de pigmento. Na angiografia fluoresceínica encontramos hiperfluorescência por defeito em janela (Fig. 5-3).

Nos estádios finais há atrofia disseminada da retina, acúmulos pigmentados e vasos retinianos em forma de ervas.

O quinino em doses excessivas é conhecido, desde há muito tempo, como causa do dano às células ganglionares da retina e da contrição das arteríolas. Também se sabe que pode produzir um *estreitamento do campo visual* na área central de 5° a 10° de diâmetro, associado a surdez e outros sinais do sistema nervoso central.

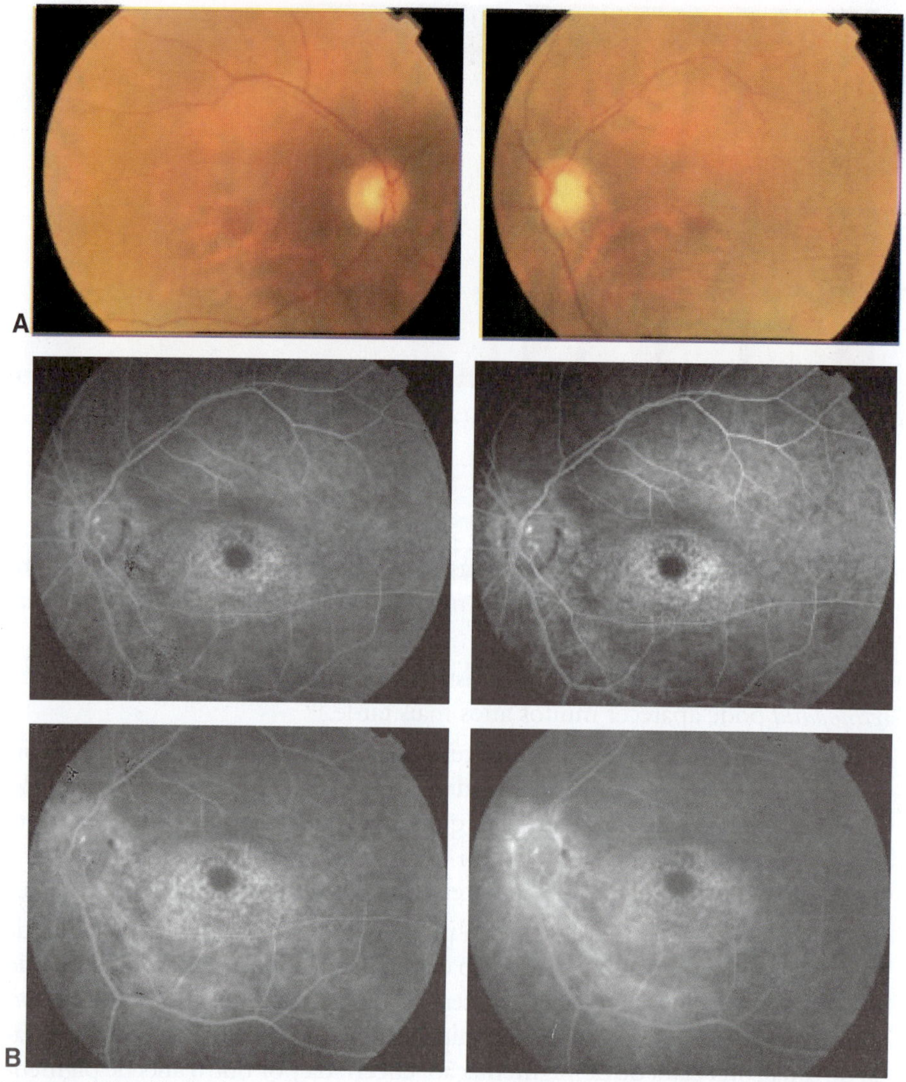

Fig. 5-3. (**A**). Clássica lesão *"bull's eye"*. Pigmento granular perifoveal, o qual constitui a primeira etapa da toxicidade por cloroquina. O diagnóstico diferencial nesta etapa deve-se fazer com as drusas maculares e as alterações do epitélio pigmentar da retina. (**B**). Angiografia fluoresceínica do mesmo paciente, apresentando lesões de centro ligeiramente hipofluorescente, que corresponde a ligeira hiperpigmentação das lesões observadas em **A**, rodeadas de uma hiperfluorescência que não se modifica durante o transcurso do estudo.

Os toxicodependentes podem misturar o quinino com heroína, e isso agrava a toxicidade.

A ingestão crônica de quinino pode causar constrição irreversível do campo visual, diminuição da adaptação à obscuridade e perda da acuidade visual.

Em alguns casos a atrofia grave do epitélio pigmentado da retina pode seguir-se à *ambliopia* por quinino na íris. As pupilas não reagem à luz, na área de atrofia da íris, causada por isquemia da úvea anterior.

A cloroquina elimina-se do organismo de forma lenta e se acumula nas estruturas oculares que contêm melanina, como a coróide e o epitélio pigmentar da retina.

Em todos os pacientes nos quais se prevê um tratamento prolongado com esta droga, devemos realizar um exame oftalmológico completo que inclua acuidade visual, perimetria, oftalmoscopia, visão cromática e retinografia.

Iniciado o tratamento, é preciso examinar o doente depois dos nove meses e logo retornos de seis em seis meses, revisando a visão central com o teste de Amsler (Fig. 5-4). Sempre advertir que pode ter dificuldades transitórias na acomodação e sem importância alguma.

O objetivo dos exames complementares é detectar o estádio de pré-maculopatia tóxica, em que o doente não apresenta sintomas e a mácula está normal. Nessa altura podemos encontrar perda do reflexo foveolar.

Nos estádios iniciais da toxicidade o doente pode estar assintomático. Se a retinopatia progredir, pode-se notar visão turva, nictalopia e presença de escotomas paracentrais.

Cloroquina e gravidez

Com respeito a sua utilização na gravidez, a FDA *(Food and Drug Administration)* nos Estados Unidos da América a coloca dentro do grupo "C", quer dizer, que o risco não pode ser descartado, mas não há estudos em humanos, e os resultados em animais para o risco fetal têm sido positivos. A cloroquina atravessa a placenta e a concentração fetal é 50% com respeito ao da mãe. A toxicidade da droga sobre a mãe e o feto é escassa. Não há dados sobre se afeta ou não a fertilidade e se está contra-indicada na lactância, já que é eliminada pelo leite materno. Não têm sido informados efeitos fetais adversos em estudos realizados durante a gravidez, já que a maioria deles foi exposta à droga durante o primeiro trimestre de gravidez.

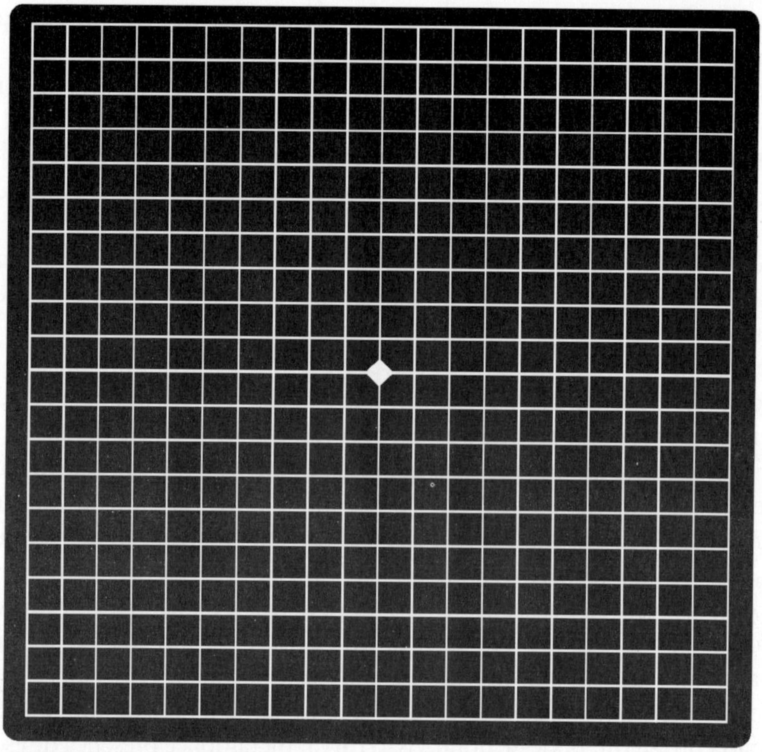

Fig. 5-4. Teste de Amsler. Com ele se mede os 10 graus centrais da mácula. Esta prova realiza-se com a melhor iluminação possível e com a correção para perto, se o paciente a utiliza. Pede-se ao paciente que a coloque a 30 cm, que fixe no ponto central, e perguntamos se observa os quatro cantos da quadrícula, se há alguma linha torcida e se observa alguma "mancha" dentro da quadrícula.

HIDROXICLOROQUINA

É uma droga mais segura que a cloroquina, sendo a incidência de retinotoxicidade menor.

Quando aparece lesão retiniana, é leve e não progressiva.

CLORPROMAZINA

Droga utilizada para tratar a esquizofrenia. Em algumas ocasiões produz lesão na retina, mas só quando é administrada em doses elevadas (mais de 2.400 mg/dia) durante um tempo prolongado.

A clorpromazina também pode ocasionar depósitos de finos grânulos amarelados por baixo da cápsula anterior do cristalino.

TIORIDAZINA

Droga utilizada para tratar a psicose. Pode ocasionar acúmulos uniformes de pigmento no epitélio pigmentar da retina (EPR), como também grandes placas de pigmentação, quando as doses são elevadas (mais de 800 mg/dia).

Em casos avançados, podem aparecer grandes áreas de atrofia do EPR e dos capilares coroídeos.

QUININO

O quinino em doses elevadas pode ocasionar vasoconstrição arteriolar retiniana com lesão das células ganglionares da retina.

TAMOXIFENO

É uma droga antiestrogênio no esteróide, utilizada no tratamento do câncer de mama metastásico.

Pode ocasionar retinopatia com opacidades intra-retinianas bilaterais e lesões no EPR.

ETAMBUTOL

Etambutol é um agente quimioterápico oral usado na terapia da tuberculose pulmonar.

A principal complicação ocular por uso prolongado é a *neurite óptica*, que acontece em 2% dos doentes tratados; a acuidade visual deve ser medida antes de se começar o tratamento e mensalmente durante os primeiros meses. É importante alertar o doente para a possibilidade de perda de visão.

A *neurite óptica* tem sinais típicos de diminuição visual, da visão das cores e escotoma central (é raro que cause alterações do campo visual periférico). A neurite é reversível, quando a administração do fármaco é suspensa e a visão melhora em período de semanas.

Depois da recuperação o fármaco pode ser readministrado, sem recorrência da neurite óptica.

RIFAMPICINA

A rifampicina por via sistêmica é usada no tratamento da tuberculose ou em possíveis portadores da *Neisseria meningitidis*. Em 4% a 14% dos casos podem surgir lágrimas cor de laranja, rosadas ou vermelhas. As lágrimas podem tingir as lentes de contato ou causar uma conjuntivite exsudativa dolorosa ou blefaroconjuntivite.

DIGITÁLICOS

A toxicidade por digitálicos pode estar associada a alteração visual (os objetos são vistos de cor amarela ou aparecem luzes fugazes).

Tudo isso pode ser acompanhado de náuseas, vômitos e bradicardia com níveis de doses elevadas, durante o período de tratamento.

6

FÁRMACOS QUE INTERFEREM NO PODER DE REFRAÇÃO

Há muitos compostos que atingem o poder de refração do olho, através do espasmo do músculo ciliar ou aumentando o índice de refração do cristalino.

As sulfonamidas, mais precisamente a acetozolamida, podem aumentar o poder de refração do cristalino. Todos os compostos anticolinesterásicos podem causar espasmo ciliar e miose.

Muitos inseticidas são anticolinesterásicos e provocam espasmo da acomodação com constrição pupilar.

O aumento do poder de refração ou a acomodação sustida reduz a hipermetropia ou aumenta a miopia.

Os betabloqueadores ganglionares, usados na hipertensão vascular, diminuem a acomodação; isso traz desconforto às pessoas jovens.

Pode haver dilatação dos vasos sanguíneos conjuntivais, dando aparência de conjuntivite.

Por vezes a perda da acomodação pode ser corrigida por meio de lentes bifocais.

A injeção conjuntival pode ser aliviada ligeiramente com um vasoconstritor, como a epinefrina (1:1.000).

7

Alterações Orgânicas Causadas por Combinação de Fármacos

Combinação	***Mecanismo de Interação***	***Efeito***
Ácido ascórbico + *Penicilina*	Reação fisioquímica	Precipitado em solução P.V.
Antiácidos + *Tetraciclina*	Alteração da absorção gastrintestinal	Tetraciclina sérica diminuída por diminuição de absorção
Alcalóides da beladona + *Outra qualquer*	Alteração da absorção gastrintestinal	Absorção diminuída
Sulfonilureias-Difenil-Hidantoína + *Cumarina-Anticoagulantes*	Alteração da união a proteínas	Libertação de cumarina dos sítios de união protéica, causando aumento da anticoagulação

Aspirina + *Tolbutamida*	Alteração da união a proteínas	Libertação de tolbutamida dos sítios de união protéica, causando aumento de hipoglicemia
Acetozolamida + *Salicilatos*	Alteração da união a proteínas	Aumento de salicilato não ionizado no plasma, com níveis cerebrais aumentados e toxicidade do SNC aumentada
Inibidores da MAO + *Epinefrina-Fenilefrina*	Interação nos sítios do receptor	Excessivos efeitos vasopressores por ausência da enzima desintoxicante
Alcalóides da Beladona ou Fenotiazinas + *Pilocarpina*	Interação nos sítios do receptor	Efeito reduzido na pressão intra-ocular por competição nos sítios do receptor
Halotano + *Fenilefrina-Epinefrina*	Interação nos sítios do receptor	Arritmias por aumento da irritabilidade miocárdica
Barbitúricos + *Cumarina-Difenil-Hidantoína-Digoxina*	Alterações do metabolismo do fármaco	Efeito reduzido de cumarina, difenil-hidantoína e digoxina, por aumento do metabolismo devido a indução das enzimas hepáticas

Difenil-Hidantoína-Fenilbutazona + *Corticóides-Digoxina*	Alterações do metabolismo do fármaco	Efeito reduzido dos corticóides e digoxina, por aumento do metabolismo devido a indução das enzimas hepáticas
Cumarina, Anticoagulantes + *Difenil-Hidantoína-Tolbutamida-Clorpropamida* *Cloranfenicol* + *Anticoagulantes*	Alterações do metabolismo do fármaco	Efeito aumentado de difenil-hidantoína, tolbutamida, clorpropamida ou anticoagulantes quando este último se mistura com cloranfenicol; tudo isso devido à redução no índice de desintoxicação metabólica
Anticoagulantes-Sulfonamidas-Fenilbutazona + *Agentes Hipoglicêmicos*	Alteração da excreção do fármaco	Efeito hipoglicemiante aumentado devido à excreção reduzida dos agentes hipoglicemiantes
Propranolol + *Lidocaína*	Alteração da excreção do fármaco	Efeito aumentado da lidocaína
Metotrexato + *Salicilatos*	Alteração da excreção do fármaco	Efeito aumentado do metotrexato
Acetozolamida + *Diuréticos-Corticóides*	Alteração do pH sanguíneo ou eletrólitos	Aumento da excreção de potássio e do efeito digitálico

Penicilina + *Estreptomicina*	Antagonismo e sinergismo antimicrobiano	Sinergismo para o Estreptococo viridans
Grupo (1) *Eritromicina* + *Cloranfenicol* *Penicilina* + *Tetraciclina* **Grupo (2)** *Acetozolamida* + *Ecotiofato*	Efeitos colaterais aditivos	**Grupo (1)** *Antagonismo para microrganismos Gram +* **Grupo (2)** *Aumento das alterações gastrintestinais*
Corticóides + *Aspirina*	Efeitos colaterais aditivos	Aumento da irritação da mucosa gástrica; aumento da possibilidade de hemorragia gástrica
Fármacos Psicotrópicos + *Álcool-Hipnóticos-Narcóticos*	Efeitos colaterais aditivos	Depressão aumentada do SNC

8

UVEÍTES INDUZIDAS POR FÁRMACOS

Neste tipo de uveíte, a patogênese ainda permanece desconhecida, mas parece ser bastante variada (ação direta do medicamento e/ou indireta por morte de agentes infecciosos).

O tratamento é geralmente realizado com a **suspensão da droga e/ou corticóides** tópico ou sistêmico.

SISTÊMICAS

- Rifabutim (rifampicina e rifamicina): importante em relação à inflamação intra-ocular.
- Bifosfonados (pamidronato, etidronato, clodronato e risedronato): bem estabelecido como agente causal.
- Sulfonamidas: importante em relação à inflamação intra-ocular.
- Dietilcarbamazina.
- Contraceptivos orais.

TÓPICAS

- Metilpranolol: bem estabelecido como agente causal.
- Corticóides : importante em relação à inflamação intra-ocular.
- Inibidores da colinesterase.

INJETADAS NA CÂMARA ANTERIOR

- Antibióticos.
- Uroquinase.
- Cidofovir.

INTRADÉRMICAS

- BCG.
- PPD.
- Vacina para a gripe.

LEITURAS RECOMENDADAS

Abreu, MT. Inflamações oculares, uveítes e aids. Rio de Janeiro: Cultura Médica, 2002.

Arquivos de Oftalmologia de Buenos Aires, Argentina, 1995, nº 66, art.

Bernstein HN. Ocular safety of hydroxichloroquine. *Ann Ophthalmol* 1991; 23:292-296.

Foster CS, Vitale AT. *Diagnosis and treatment of uveitis. Philadelphia:* – W.B. Saunders Company, 2001.

National Registry of Drug-Induced Ocular Side Effects, Estados Unidos de América. Encarregado Dr. F.T. Fraundfelder do Departamento de Oftalmologia da Universidade de Oregon, USA.

Nussemblatt RB, Whitcup SM, Palestine AG. Uveitis: *fundamentals and clinical practice.* St. Louis: C. V. Mosby Co., 1996.

American Academy of Ophthalmology, 1982-1983. *Ophthalmology Basic and Clinical Science Course Section,* 10 pp. 147-149

Oréfice F. *Uveíte: clínica e cirúrgica – texto e atlas,* Vols. I e II. Rio de Janeiro: Cultura Médica, 2000.

Ruiz RS, Saatci OA. Chloroquine and hydroxychloroquine retinopathy: How to follow affected patients. *Ann Ophthalmol* 1991; 23:290-91.

Cátedra de Farmacologia da Faculdade de Medicina, Universidade Nacional de Córdoba, 1993, Argentina. *Tratado de Farmacologia Clínica,* 23 sec.

Índice Remissivo

Os números em **negrito** referem-se a locais onde o assunto é abordado mais extensamente.
Os números em *itálico* referem-se a localizações fora do texto.

A